MÉMO

PHARMACEUTIQUE

ET POSOLOGIQUE,

OU

ABRÉGÉ DE MATIÈRE MÉDICALE ;

Par M. BRIOIS,

DOCTEUR EN MÉDECINE ;

contenant :

1º L'énoncé des substances employées en médecine ;
2º Le nom latin de l'animal, du végétal ou du minéral qui fournit
la substance ;
3º Si c'est un végétal ou un animal, la famille ou l'ordre
auquel il appartient ;
4º La partie de l'individu qui est employée ;
5º Les préparations les plus usitées et les plus efficaces
dont chaque substance est la base ;
6º Les doses auxquelles on administre chacune de ces préparations ;
7º Le mode d'administration qu'on doit préférer
pour la plupart d'entre elles ;
8º Enfin on a fait précéder d'un astérisque (*)
les médicaments simples ou composés qui doivent se trouver dans
toutes les pharmacies.

PARIS.

ANCIENNE MAISON BECHET JEUNE,

⸺, Succr, LIBRAIRE DE LA FACULTÉ DE MÉDECINE,
4, place de l'École de Médecine.

—

1844.

MÉMENTO

PHARMACEUTIQUE ET POSOLOGIQUE.

Paris. Imp. de F. Locquin, 16, rue N.-D. des Victoires.

MÉMENTO

PHARMACEUTIQUE

ET POSOLOGIQUE,

Par M. BRIOIS,

DOCTEUR EN MÉDECINE ;

contenant :

1° L'énoncé des substances employées en médecine ;
2° Le nom latin de l'animal, du végétal ou du minéral qui fournit
la substance ;
3° Si c'est un végétal ou un animal, la famille ou l'ordre
auquel il appartient ;
4° La partie de l'individu qui est employée ;
5° Les préparations les plus usitées et les plus efficaces
dont chaque substance est la base ;
6° Les doses auxquelles on administre chacune de ces préparations ;
7° Le mode d'administration qu'on doit préférer
pour la plupart d'entre elles ;
8° Enfin on a fait précéder d'un astérisque (*)
les médicaments simples ou composés qui doivent se trouver dans
toutes les pharmacies.

PARIS.

ANCIENNE MAISON BECHET JEUNE,

LABÉ, Succr, LIBRAIRE DE LA FACULTÉ DE MÉDECINE,
4, place de l'École de Médecine.

—

1844.
1843

MÉMENTO

PHARMACEUTIQUE ET POSOLOGIQUE.

—

Cette petite matière médicale abrégée est aussi complète que le cadre restreint qui nous a été tracé nous a permis de le faire. Elle contient :

1° L'énoncé des substances employées en médecine ;

2° Le nom latin de l'animal, du végétal ou du minéral qui fournit la substance ;

3° Si c'est un végétal ou un animal, la famille ou l'ordre auquel il appartient ;

4° La partie de l'individu qui est employée ;

5° Les préparations les plus usitées et les plus efficaces dont chaque substance est la base ;

6° Les doses auxquelles on administre chacune de ces préparations ;

7° Le mode d'administration qu'on doit préférer pour la plupart d'entre elles ;

8° Enfin nous avons fait précéder d'un astérisque (*) les médicaments simples ou composés qui doivent se trouver dans toutes les pharmacies.

Nous avons négligé les anciens poids et mesures pour nous attacher entièrement aux poids décimaux, les seuls reconnus et autorisés par la loi. Toutefois, pour la commodité de quelques personnes, nous donnons ci-dessous les poids anciens en regard des nouveaux, avec leurs rapports exacts et leurs rapports approximatifs, ainsi que les mesures de capacité.

Dr BRIOIS.

Poids anc. ǁ Rapports exacts.		Poids anc. ǁ Rapports approx.	
	grammes.		grammes.
1 grain	0, 054	1 grain	0, 05
1 scrupule—24 grains	1, 30	2 grains	0, 1
1/2 gros—36 grains. .	1, 95	1/2 gros	2, 0
2 scrup.— 48 grains .	2, 60	1 gros	4, 0
1 gros—72 grains. . .	3, 90	2 gros	8, 0
2 gros—	7, 81	1/2 once	15, 0
1/2 once —4 gros. . .	15, 62	1 once	30, 0
1 once	31, 25	1 once 1/2	45, 0
Quarteron—4 onces .	125, 00	2 onces	60, 0
1/2 livre—8 onces . .	250, 00	3 onces	90, 0
1 livre — 16 onces . .	500, 00	4 onces	125, 0
2 livres	1000, 00		

MESURES DE CAPACITÉ POUR LES LIQUIDES.

Anciennes mesures.	Rapports en litres.	Rapports en grammes.
La pinte	1 litre.	1,000 grammes.
La chopine ou setier.	1/2 litre. . . .	500 —
Le demi-setier . .	1/4 litre. . . .	250 —
Le poisson. . . .	1/8 litre. . . .	125 —
Le demi poisson. .	1/16 de litre . .	60 —

ANTISPASMODIQUES.

* **Valériane** (*Valeriana off* — Valé. — les Racines.)
*Poudre —2 à 4 gr. ||*Teint. éth.—2 à 30 gr. en pot.
*Ext. al. —1 à 2 gr. en pil. || Sirop   — 30 gr. . id.
*Teint. al. —2 à 30 gr. en pot.|| Tisane   —4 à 30 gr. p. 1000 d'eau.

* **Assa - Fœtida** (du *Ferula assa-fœt.* — Omb. — Suc —gom. résin.)
En pil. — 1 décigr. à 2 gr. || * Teint. — 1 à 4 gr.
En lav. — 4 à 8 gr. suspendus avec un jaune d'œuf.

* **Gomme-Ammoniaque** (du *Ferula ammonifera.* — id. — id.)
En pil.—1 à 4 gr. || En lav.—2 à 8 gr. avec un jaune d'œuf.

Opopanax. — Galbanum. — Sagapenum (id.—id.)
Succédanés de l'*assa fœtida* — Aux mêmes doses.

* **Musc** (du *Moschus Moschif.* — Genre chevrotain. — O. Ruminants.)
En pil. et en pot. — 1 gr. et plus. || * Teint. — 5 décigr. à 2 gr.

* **Castoreum** (du *Castor fiber.* — Genre Castor. — O. rongeurs.)
En pil. et en pot. — 1 à 4 gr. || *Teint. — 2 a 8 gr.

* **Camphre** (du *Laurus camphora.*—Laur.—Huile ess.)
En pil. — 1 décigr. à 2 gr. || *Eau-de-vie camph. — En frict.
En pot. et en lav. — Mêmes doses susp. avec un jaune d'œuf.

Huile de cajéput (du *Melaleuca leucadendron.* — Myrt.)
Sur du sucre. — 4 à 10 gout. || En pot. — 10 à 15 gout.
On en fait avec l'huile animale de Dippel un mélange dit *Goutes excitantes.* — De 5 gouttes à 20 et plus.

* **Ether sulfurique.**
En pot. — 15 gout. à 4 gr. || *Sirop — 30 à 60 gr. en pot.
*Liqueur d'Hoffmann — 10 gout. à 4 gr. en pot.

Ether nitrique. (Mêmes doses que l'éther sul.)

* **Ether acétique.** (Doses triples de l'éther sul.)
Employé en frictions contre les douleurs rhum. et névral.

* **Fleurs de Tilleul** (du *Tilia Europea.* — Tiliacées.)
Inf. théif. — Ad lib. — || *Eau dist. — 60 à 125 gr. en pot.

* **Fleurs et Feuilles d'Oranger** (du *Citrus aurentium.* — Aur.)
Inf. théif. — Ad lib. || *Eau dist. — 60 à 125 gr. en pot.
Sirop de fl.— 30 gr. || *Huile ess. (Néroli). — 2 à 6 gouttes.

*** Oxyde de Zinc** (*Nil album. Lana phil. Pompholix.*)
En pil. — 15 décigr. à 1 gr. II.F. p. des pil. de Méglin. — 1 à 30.

Sous-nitrate de Bismuth.
1 à 2 décigr. en pil. ou dans une pot. gommeuse.

Ambre-gris (du *Physeter macrocephalus.* — Excré-
ments endur.)
Poudre. — 5 décigr. à 2 gr. en pil. et en pot.
Teint. — Id. (Plus employée).

NARCOTIQUES ou STUPÉFIANTS.

Opium (du *Papaver somniferum.* — Papa. — Suc ép.)
*Sirop diacode ou de pavots blancs — 30 gr. en pot.
*Sirop d'opium ou thébaïque — 15 gr. en pot.
*Teint. alcoolique d'Op. ou thébaïque. — 24 gout. en pot.
*Laudanum solide ou ext. gommeux d'Op. — 5 cent.
*Id. liquide de Rousseau. — 7 gout. (répr. 5 cent. d'op.)
*Id. Id. de Sydenham. — 20 gout. (id.)
L'extrait sec fait partie de la poudre de Dower. (V. *Sudorifi-*
ques. P. 13).
*Pilules de Cynoglosse. — 1 à 8 par jour.

*** Thériaque** (*Theriaca.* Méd. polypharmaque.)
A l'int. — 2 à 4 gr. et plus en bols.
A l'ext. — employée sous forme d'emplâtre.
(4 gr. de thériaque contiennent presque 5 cent. d'opium brut ou
l'équivalent de 5 milligrammes d'ext. d'opium).

*** Diascordium** (*Diascordium.* Méd. polypharmaque.)
Doses, emploi et quantité d'opium comme la précédente.

*** Morphine** (Alcali végétal tiré de l'*opium*.)
*Chlorhydrate, *Sulfate, *Acétate.* — 2 à 3 cent. en pil.
Sirop. — 15 gr. en pot. (repré. 5 cent. d'opium).
Citrate de morphine (gouttes roses). — 5 à 25 gout. en pot.

*** Coquelicot** (du *Papaver rheas.* — Papav. — les Pétal.)
Inf. — 4 à 10 gr. p. 1000 d'eau. II Sirop. — 30 à 60 gr. en pot.

*** Têtes de Pavot.**
La quantité indéterminée du principe actif qu'elles contiennent
doit en faire abandonner l'emploi à l'int.; à l'extér. on s'en
sert pour inject., foment., topiques, etc.)

*** Acide prussique** (A. hydrocyanique. — A. prussique
médicinal.)
(On n'emploie que l'A. prus. médical, c'est à dire au quart ou au 6e)
En pot. — 4, 5 et jusq. 10 gout. II Sirop de Magendie. — 30 gr. en pot.

Cyanure de potassium.

En pot. et en pil.—2 cent ||En lotions. 6—décigr. p. 125 gr. d'eau.

*** Amandes amères** (de l'*Amygdalus communis.* — Rosa.)

Eau distillée. — 10 à 30 gr. en pot.

Laurier-cerise (du *Lauro-cerasus.*—Rosa,—lesFeuil.)

Eau dist. — 10 à 30 gr. || En inf. dans 500 gr. d'eau. — 1 à 4 feuilles fraîches.

Le lait amendé se fait avec q. s. d'eau dist. dans du lait chaud sucré

*** Belladone** (de l'*Atropa belladona.* — Solan. — les Baies.)

*Poud. fraîche. — 1 décig. en pil. || Sirop. — 15 gr. en pot.

*Ext. alcool.— 5 cent. en pil. || Ext. aqueux —1 décig. en pil.

*Teint. al., *Teint. éth.. Alcoolature. — 5 décig. en pot.

Cigarettes de Bel.— Feuil. de bel. et feuil. de sauge aa 2 gr.

Pommade de Chaussier. — 4 gr. d'ext. sec pour 30 gr. d'axonge.

M. Dubois emploie gros comme un demi pois d'ext. sec porté avec l'extrémité de l'index sur le col de l'utérus dans les accouch.

*Baume tranquille. — En frict. comme calmant.

*** Jusquiame noire** (de l'*Hyoscyamus niger.* — Sol. —les Feuil.)

Poudre. —2 décig. en pil. ||*Ext. al. — 1 décig. en pil.

Teint. al. —1 gr. en pot. || Sirop. —30 gr. en pot.

En cigarettes —4 gr. de feuil. avec p. e. de sauge.

*** Stramonium** (du *Datura stramonium.* — Sol. — les Feuil.)

*Poudre fraîche. — 5 cent. en pil. || Sirop. — 10 gr. en pot.

Extrait avec le suc clarifié ou non. — 2 à 3 cent. en pil.

*Ext. al. —2 à 3 cent. en pil. || Ext. aqueux. — 5 cent. en pil.

Teint. al., Teint. éth., Alcoolature.—25 cent. en pot.

En cigarettes. —1 gr. de feuil. avec p. e. de sauge.

*** Douce-amère** (*Solanum dulcamarum.* — Sol. — les Tiges.)

Poudre.— 1 décig. à 2 gr. || Ext.— 5 décig. à 1 gr. en pil.

Inf. ou décoct. — 2 gr. p. 1000 d'eau. || Sirop. — 30 à 60 gr.

*** Morelle** (*Solanum nigrum.* — Sol.— les Feuil.)

Mêmes prépar. et doses que pour la douce-amère.

Laitue cultivée (*Lactuca sativa.* — Chico.—les Feuil.

*Eau dist. — 60 à 125 gr. en pot. (très employée).

*Thrydace. — 5 déci. à 2 gr. en pil. ou en pot.

Sirop de thry. — 30 gr. (cont. 4 décig. d'ext. de laitue).

Pastil. de thry. —5 à 10 par jour. (Cont. chacune 5 cent.)

Lactucarium.—5 cent. à 6 décig. en pil.

*** Aconit Napel** (de l'*Aconitum Napellus*. — Renon. — les Feuil.)

*Poud. — 1 décig. à 1 gr. || *Alcoolature. — 1 gr. en pot.
Ext. de suc non dépuré. — 5 cent. en pil. ou en pot.
Aconitine (principe alcalin végétal indiqué par Brandes).
A l'int. — 1 à 2 cent. en pil. ou en pot.
En frict. — 2 décig. et plus pour 30 gr. d'axonge.
Voyez *Vératrine* et *Delphine à l'art.* Purgatifs, pag. 21).

*** Ciguë** (*Cicuta major*. — Ombel. vireuses. — les Semences.)

*Pou. — 2 déci. en pil. || Décoct. de racines. — 1 à 8 gr. p. 1000 d'eau
*Extrait de suc non dépuré. — 5 cent. en pil.
Ext. al.　　— 5 cent. en pil. || *Teint. al. — 1 gr. en pot.
Alcoolature. — 1 gr. en pot.　|| *Huile. — En frictions.
*Emplâtre de ciguë à l'extérieur comme fondant.

EXCITANTS GÉNÉRAUX.

*** Anis** (*Anisum off.* — Ombel. arom. — les Graines.)
Inf. — 5 à 20 gr. p. 1000 d'eau || *Eau dist. — 30 à 125 gr. en pot.
*Huile essent. — 10 à 15 gout. || Teint.　— 5 à 20 gr. en pot.

*** Angélique** (*Angelica archangelica*. — Omb. aro. — les Sem.)
Inf. — 8 à 10 gr. p. 1000 d'eau. || Teint. — 5 à 20 gr. en pot.

Coriandre (*Coriandrum sativum*.) **Ache** (*Apium sativum.*)

*** Fenouil** (*Anethum fœniculum*). **Aneth** (*Anethum graveolens.*)

*** Cumin** (*Cuminum cuminum*). **Carvi** (*Carum carvi*). (Ombel. aromat. — les semences.) **Anis étoilé** (*Anisum stellatum*. — Magnoliacées — les fruits.)
Succédanés de l'anis et de l'angélique aux mêmes doses.

GROUPES DES LABIÉES. (M. Trousseau a divisé les labiées en quatre groupes contenant) :

1er *groupe*. (Une huile essentielle seulement.)

*** Mélisse.** (Citronelle. — *Melissa off.* — Feuil. et som.
Inf. — 10 à 15 gr. p. 1000 d'eau. || *Eau dist. — 60 à 125 gr.
Eau de mélisse des carmes. — 5 à 10 gr. en pot.

2e *groupe*. (Une huile essentielle et camphre.)

*** Menthe poivrée** (*Mentha piperita*. — Feuil. et sommités.)
Inf.　— 10 à 15 gr. p. 1000 d'eau. || *Eau dist. — 60 à 125 gr.)
Huile ess. — 4 à 5 gout. en pot.　　|| Past. — ad lib.

Romarin (*Rosmarinus off.*). *__Lavande__ (*Lavendula vera*). *__Thym__ (*Thymus vulgaris*). *__Serpolet__ (*Thymus serpillum*). (Feuilles ou sommités.)

Succédanés de la menthe aux mêmes doses.

3e *groupe*. (Une huile essentielle et principe amer.)

* **Hyssope** (*Hyssopus off.*). *__Lierre terrestre__ (*Hedera ter.*). **Marrube** (*Marrubium vul.*). **Germandrée** (*Teucrium chamœdrys.*)

Inf. — 10 gr. p. 1000 d'eau.
Eaux dist. — 60 à 125 gr. en pot. || Sirops. — 30 à 60 gr. en pot.

4e *groupe*. (Huile essentielle, principe amer et camphre.)

* **Sauge** (*Salvia off.*— les Tiges.)
Inf. théiforme. — 10 à 15 gr. pour 1000 d'eau.

* **Espèces vulnéraires**. — Feuilles de sauge, thym, serpolet, hyssope, menthe aquatique, absinthe, origan. — aa p. e.
8 à 10 gr. du mélange p. 1000 d'eau.

* **Espèces pectorales**. — Feuilles de véronique, d'hyssope, de lierre terrestre, de capillaire du Canada. — aa p. e.
8 à 10 gr. du mélange p. 1000 d'eau.

Bains aromatiques.
5 kilogr. de décoction de plantes aromatiques pour un grand bain. Avec les plantes sèches on fait des couchers et des sachets pour les enfants.

* **Camomille**(*Anthemis nobilis.*—Syn.—les Capitules.)
Inf. — 5 à 10 gr. p. 1000 d'eau. || Poud. fébrif. — 2 à 4 gr.
*Huile de camomille camphrée. — A l'ext. en frictions.

* **Absinthe** (*Artemisia absinthium.*—Syn.—les Feuil.)
Inf. — 10 à 15 gr. p. 1000 d'eau. || Ext. — 1 à 5 gr. en pil.
*Vin. — 30 à 125 gr. || Sirop — 30 à 60 gr.
Teint. comp. — 2 à 8 gr. || Ess. — 4 ou 5 gout.

Vanille (*Vanilla aromatica.* — Orch. — les Gousses.)
Poudre. — 2 à 10 gr. || Teint. — 4 à 15 gr. en pot.

* **Gingembre** (*Zinziber off.* — Drimir.— les Racines.)
Inf. th. — 10 gr. p. 1000 d'eau. || Teint. — 2 à 4 gr. en pot.

Cochléaria (*Cochlearia off.*— Crucif. — les Feuilles.)
Esprit de cochléaria. — 30 à 60 gr. en pot.

* **Cannelle** (du *Laurus cinnamomum*. — Laur. — Seconde écorce).
*Poudre. — 5 décig. à 4 gr.|| Inf. — 10 gr. p. 1000 d'eau.
*Eau dist. — 60 à 125 gr. ||*Teint.— 2 à 10 gr. en pot.
Essence. 1 à 10 gout. || Elixir de Garus. — 30 à 60 gr.

* **Arnica** (*Arnica montana*.— Corym. — les Fleurs.)
Inf. — 4 à 30 gr. p. 1000 d'eau. || Ext. — 5 décig. à 4 gr.

* **Poivre cubèbe** (*Piper cubebe*.— Pipé — les Fruits.
*Poudre. — 5 à 10 gr. dans une tasse d'inf. de tilleul sucrée.
En lav. — 25 gr. dans un liquide oléagineux.

* **Chlore liquide** (*Clorum liqui.*).
2 à 15 gr. dans 300 de véhicule aqueux.

* **Liqueur de Labarraque** (*Hydrochlorite de soude liquide.*)
Employée comme désinfectant. || A l'ext. sur certains ulcères.

* **Ammoniaque liquide** (voy. *Sudorifiques*, pag. 13.)

* **Baume Opodeldoch.**
A l'ext. en frictions.

* **Thériaque et Diascordium** (voy. *Narcotiques*, p. 8.)

Gouttes excitantes (voy. *Antispasmodiques*, page 7.)

SUDORIFIQUES.

* **Gaïac** (*Guajacum off.*— Rut. — le Bois et la Résine.)
En décoct. (râpé).—125 gr. p. 1000 d'eau. || Ext.—1 à 5 gr. en pil.
Résine.—15 gr. dans du vin ou de l'alc. || Teint.— 15 gr. en pot.

* **Sassafras** (*Laurus Sassafras*.— Laur.— les Rac.)
En inf. (râpé).— 20 gr. pour 1000 d'eau.

***Salsepareille**(*Smilax Salsaparilla*.—Asp.—lesRac.)
Décoct. ou inf.—60 gr. p. 1000 d'eau. ||*Ext.—2 à 4 gr.p.1000 d'eau.
*Sirop de Cuisinier. — 30 à 60 gr. || Rob Laffecteur.—30 gr.

* **Douce-amère.** —* **Morelle** (voy. *Stupéfiants*, p. 9.)

* **Squine** (*Smilax china*. — Asp.— les Racines.)
Décoct. ou inf.. — 60 gr. p. 1000 d'eau.

* **Canne de Provence** (*Arundo donax*. — Gram. — les Racines.)
Inf. — 125 gr. p. 1000 d'eau.

* **Patience** (*Rumex Patientia*.— Polyg. — les Racin.)
Inf. — 30 gr. p. 1000 d'eau.

* **Bardane** (*Bardana off.* — Synanth.— les Racines.)
Infusion. — 30 gr. p. 1000 d'eau.

— 13 —

*** Saponaire** (*Saponaria off.* — Car. — Feuil. et Rac.)
Inf. — 15 à 30 gr. p. 1000 d'eau.

*** Garou** (*Daphne gnidium.* — Timé. — l'Écorce.)
Inf. — 5 gr. p. 1000 d'eau. || Pommade épispastique au garou, taf-
fetas épispastique de Leperdriel, pois suppuratifs du même auteur. (Voy. *Vésicatoires* et *Cautères* à l'art. *Révulsifs*, p. 26).

*** Sureau** (*Sambucus nigra.* — Caprif. — Feuil., écorce
des racines.)
Décoct. d'écorces de racine sèche. — 30 gr. p. 1000 d'eau.
Infusion de fleurs. — 2 à 4 gr. p. 1000 d'eau.
Eau dist. — 60 à 125 gr. || Les baies servent à la préparation du
*Rob de sureau. — 2 à 4 gr. (sudor. et laxatif).

*** Bourrache** (*Borrago off.* — Borag. — les Fleurs.)
Inf. — 5 à 10 gr. p. 1000 d'eau. || Eau dist. — 60 à 125 gr. j

*** Poudre de Dower.**
2 décig. à 1 gr. en pil.

*** Poudre de James.**
2 à 4 décig. en pil.

*** Ammoniaque liquide** (*Ammoniaca.* — Alcali volatil.)
En pot. — 5 à 30 gout. p. 1000 gr. d'eau. || A l'ext. comme rubéf.

*** Acétate d'ammoniaque liquide** (Esprit de *Minde-
rerus.*)
En pot. — 10 à 15 gr. || En tis. — 15 à 60 gr. p. 1000 d'eau.

*** Sous-carbonate d'Ammoniaque** (*Subcarbonas
amm.*)
En pil. et en pot. — 3 à 5 décig.

*** Soufre et préparations sulfureuses** (*Sulfur.*)
*Fleurs de soufre. (dose diaphorétique). — 1 à 4 gr. à l'int.
* Id.   id. (dose purgative). — 8 à 16 gr.   id.
*Tablettes de soufre. — 4 à 8 par jour (Aff. psor. — Bron. ch).
Baume de soufre anisé. — 6 à 10 gout. dans un véh. approprié.
Pommade soufrée. — Cérat soufré. — Pom. anti-psorique.
A l'ext. en frictions dans les maladies de la peau.

DIURÉTIQUES.

*** Scille** (*Scilla maritima.* — Lilia. — les Squames.)
*Poudre   — 5 cent. à 3 décig. || *Teint al.   — 1 à 4 gr. en pot
*Vin scil.   — 15 à 30 gr. en pot. || *Oxymel scil. — 30 à 60 gr.
*Vinaig. scil. — 2 à 5 gr. || *Miel scil.   — 4 à 8 gr.

*** Colchique** (*Colchicum autumnale.* — Col. — Bulbes
et sem.)
Poudre   — 5 cent. à 1 décig. || Extrait   — 5 millig. à 1 décig.
Teint. al. — 1 à 4 gr. || Vin   — 8 à 30 gr.
Vinaigre — 1 à 4 gr. || *Oxymel   — 8 à 30 gr.
Teinture de semences — 20 à 60 goût. en pot.

*** Digitale** (*Digitalis purpurea*. — Scrof. — les Feuil.)
*Poud.   —5 cent. à 1 décig.||Tis.   — 5 à 10 gr. p. 1000 d'eau.
*Teint. al.—5 décig. à 1 gr. ||*Teint.éth.—10 à 20 gout.
Sirop de Labélonie. — 30 à 60 gr. en pot.

Asperges (*Asparago off*. — Asp.—les Racines.)
Décoct. — 30 gr. p. 1000 d'eau. || Sirop de pointes. — 30 à 60 gr.

Raisin d'Ours ou **busserole** (*Uva ursi*. — Eri. —
les Feuilles.)
Décoction — 15 à 20 gr. p. 1000 d'eau.

Pariétaire (*Parietaria off*. — Urt.— Toute la plante.)
Décoct. — 15 gr. p. 1000 d'eau. || Eau dist. — 60 à 125 gr.

Caïnca (*Chiococca racemosa*.— Rub. — les Racines.)
Inf. — 15 gr. p. 1000 d'eau. || Ext. al. — 3 décig. et plus.

*** Bourgeons de Sapin** (*Abies pectinata*. — Conif.)
Inf. — 20 gr. p. 1000 d'eau. (Edulco. avec sirop d'asperges).

*** Aunée** (*Inula helenium*. — Corymb.— les Racines.)
Poudre— 1 à 5 gr. en pil. ||Tis. expect.—20 gr. p. 1000 d'eau.
Ext.   — 5 décig. à 8 gr. en pil.||Teint.   — 4 à 16 gr. en pot.
Vin   —30 à 125 gr. ||Conserves — 4 à 16 gr.

Huile essentielle de Térébenthine (voy. *Excit.
bals.*, p. 15.)
En potion. — 10 à 20 gouttes (ou en capsules g élat.).

*** Nitrate de Potasse** (*Nitras potas*. — Sel de nitre.)
1 gr. pour 1000 de véhicule aqueux.

*** Sous-carbonate de Potasse** (*Sub-carbonas Potas*.)
Dans un liquide mucilagineux — 5 cent. à 4 gr.

*** Tartrate de Potasse** (*Tartras Potas*.)
10 à 30 gr. en dissolution.

*** Bi-carbonate de Soude** — * id. **de Potasse** (*Bi-
carbonas sod.* — id. *Potas*. (Le premier est plus
généralement employé.)
Tisane alcaline. — 2 gr. pour 1000 de liquide sucré.
*Pastilles de d'Arcet (de Vichy) — 6 à 10 par jour.

*** Savon amygdalin** (*Médicinal*.)
En pil. — 5 décig. à 4 gr. par jour. || Emplâtre à l'extérieur.

APHRODISIAQUES.

Vanille (voy. *Excitants généraux*, page 11.)

*** Cantharides** (*Cantharis vesicatoria.* — Coléop-
tères.)
La poudre est une préparation très dangereuse à employer:
*Teint. al. — 2 décig. à 1 gr. en pot. || Ext. — 1 à 5 cent. en pot.
*Huile de cantharides. — A l'ext. pour frictions excitantes.
*Pommades épispastiques. Taffetas vésicant Leperdriel. (Voyez
Vésicatoires à l'art. *Révulsifs.* Pag. 26).

*** Phosphore** (*Phosphorus.*)
Teint. éthérée (éther phosphoré).— 2 à 8 gr. en pot.

Truffes (*Tuber cibarium.*)
Décoction vineuse — 200 gr. pour 500 de vin de Bordeaux.
(Excipient à préférer pour les potions aphrodisiaques.)

EMMÉNAGOGUES.

Rue (*Rhuta graveolens.* — Rut. — les Feuilles.)
Inf. (feuil. fraîch.) — 4 gr. p. 1000 d'eau. || Ext. al.—1 à 3 décig.
Inf. (feuil. sèches) — 2 gr. p. 1000 d'eau.

*** Sabine** (*Juniperus Sabina.* — Conif.— les Feuilles.)
Inf. —(feuil. fraîch.) 4 gr. — (feuil. sèch.) 2 p. gr. 1000 d'eau. .
Ext.—1 à 2 gr. en pil.|| Pou.—1 à 4 gr. en pil.
Huile volatile—10 à 20 gout. en pot.

*** Safran** (*Crocus sativus.* — Irid.— les Stigmates.)
*Poud.—5 décig. à 1 gr. en pil.|| Inf. — 2 à 4 gr. p. 1000 d'eau.
*Teint.—1 à 8 gr. en pot. || Sirop.—15 à 30 gr. en pot.

*** Armoise** (*Artemisia vulgaris.* — Corym. — Feuilles
et Sommités.)
Inf. — 4 gr. pour 1000 d'eau. || Sirop. —30 à 60 gr.
Lav.— 30 gr. pour 500 d'eau. || Sirop d'Ar. comp. — id.

*** Trèfle d'eau** (Voy. *Toniques,* Page 18.)

*** Absinthe** (Voy. *Excitants généraux*, Page 11.)

Sulfure de Carbone (*Sulfuretum Carbon.*).
A l'int. — 2 à 4 gouttes dans une tasse de gruau sucré.
Mélange emmé.—3 gout. deux fois p. jour. (Sul. 30 gr.—Iode 25 c.)

EXCITANTS BALSAMIQUES.

*** Térébenthine** (du *Pinus maritima.* — Conif. —
Résine.)
*Térébenthine cuite — 2 décig. et plus en pil.
Essence de téré. — à l'ext. en frict. || A l'int. — 2 à 8 gr. en pot.
Miel rosat térébenthiné — 3 cuil. par jour. (Récamier.)
Comme anthelmintique — 15 à 30 gr. en pot.
En lav. — 10 à 30 gr. suspendus avec un jaune d'œuf.
Baume de Fioraventi. — En frictions à l'ext.

* **Goudron** (*Pix liquida.* — Produit des pins brûlés.)
*Eau de goudron — 30 gr. pour 500 de véhicule sucré.
Comme anti-scorbutique—coupée avec la décoction de grüau.
Pom. contre l'acarus. — Goudron 1 partie. Axonge 4 parties.

* **Bourgeons de Sapin** (*Abies pectinata.* — Conif.)
Inf. — 20 gr. p. 1000 d'eau. (Edulco. avec sirop de Tolu.)

* **Genièvre** (*Juniperus communis.* — Conif. — les Baies.)
Ext. — 1 à 15 gr. (tonique.) Excipient très usité.
En fumigations — 250 gr. (préalablement concassé).

* **Baume de Tolu** — *id. **du Pérou** (*Balsamum Tolutum.* — Lég.)
Pil. — 2 décig. à 1 gr. || *Teint. al. — 4 à 10 en pot.
*Sirop — 30 à 60 gr. || Pastilles — jusqu'à 10 par jour.
*Baume du Commandeur — 10 à 40 gouttes à l'int.
Baume Nerval. — Comme calmant à l'ext. en frict.

* **Benjoin** (*Balsamum Benzoïnum.* — Diaspy.)
Teint. — 1 gr. en pot. || En fumig. — 15 gr. sur des charbons
    ardents : on recueille les vapeurs avec une pièce de laine qu i
    sert à faire des frictions dans les douleurs rhumat.
Lait virginal — 10 gr. de teint. pour 500 d'eau de roses.

Acide benzoïque (fourni par le Benjoin.)
En pil. et en pot. — 5 décig. à 1 gr.
Pil. balsamiques de Morton — jusqu'à 10 par jour.

* **Copahu** (du *Copaïfera off.* — Lég. — Résine liquide.)
Dans une potion émulsive — 10 à 20 gr. par jour.
En lav. — 10 à 20 gr. avec un jaune d'œuf.
Solidifié à la magnésie — pil. de 3 décig. Jusqu'à 20 par jour.
    id.   avec cubèbe en poudre—p. e. de chaque p. pil. de 3 déci.
Capsules de Mothes — contenant 1 gr. de Cop. — jusqu'à 10.

EXCITANTS DU SYSTÈME MUSCULAIRE.

Noix vomique (du *Strychnos nux vomica.* — Apo. — les Semences.)
Poudre — 2 à 6 décig. en pil. (préparation peu usitée).
*Teint. al.—5 décig. à 2 gr. en pot. ||*Ext.—5 cent. à 1 déci. en pil.

* **Strychnine** (alcali végétal tiré de la noix vomique.)
En pil. — 1 cent. et plus en élevant progressivement les doses.

Fausse angusture (écorce du *Strychnos nux vomica.*)
(Elle fournit la *Brucine*, alcali végétal.)
Brucine. — 3 cent à 1 décig. en pil.

Fèves de Saint-Ignace (*Ignacia amara.* — Stry.)
Succédanées de la noix vomique à des doses plus faibles.

*** Ergot de Seigle** (*Scleroticum clavus.* — Cham. — Grain altéré.)
Poudre — 5 déci. à 4 gr. dans un véhicule sucré.
Inf. ou décoction — 10 gr. pour 1000 d'eau.

Sulfure de Carbone (*Sulfuretum carbon.*).
Quelques gouttes en frictions sur l'abdomen pour réveiller les contractions utérines quand l'ergot de seigle ne réussit pas.

TONIQUES.

Fer (*Ferrum.* — Mars.)
*Limaille porphyrisée. — 1 décig. à 1 gr. en pil.
Tablettes du Codex. — 5 à 6 par jour. (Cont. 6 déci. de fer por.)
Eau ferrée (bue trouble) — coupée avec du vin. Ad lib.
*Deutoxyde (Oxyde noir. Ethiops mart.) — 2 déci. à 1 gr. en pil.
*Sous-carbonate — 5 décig. à 4 gr. en pil.
*Proto-carbonate (Blaud. Valette) — 10 à 12 pil. par jour.
Citrate (poud. de Quesneville) — 5 cent. à 1 gr. en pil.
Lactate (Gelis et Conté) — 5 cent. à 1 gr. en pil.
Tablettes de lactate. — 5 à 10 par jour. (1 décig. chacune.)
Proto-tartrate — 1 gr. et plus par jour en pil.
*Boules de Nancy — 1 gr. et plus.
*Proto-sulfate. — 5 cent. à 3 décig. en pil.
Iodure de fer et de quinine. — 2 à 4 gr. en pil.

*** Quinquina** (*Cinchona.* — Rub. — l'Écorce.)
*Poud. de quinq. calysaya. — 30 gr. comme fébrifuge.
Décoct. — 30 gr. p. 1000 d'eau. || *Teint. al. — 20 gr.
Vin — 60 à 125 gr. (tonique.) || *Ext. sec. — 3 déci. à 5 gr.

*** Quinine** (alcali végétal tiré du *quin. calysaya*).
Quinine brute — 5 déci. à 1 gr. (15 cent. en 3 pil. p. les enfants.)
*Sulfate de quinine — 5 décig. à 1 et 2 gr. à l'int.
id.   par la méthode endermique — 2 à 4 décigr.

Saule (*Salix alba.* — Amynt.)
Salicine — 1 à 8 gr. en pot. ou en pil.
Sirop de salicine. — par cuillerées à café chez les enfants.

Colombo (*Cocculus palmatus.* — Mènisp. — les Rac.)
Poud. — 1 gr. et plus. || Inf. ou décoct. — 2 à 4 gr. p. 1000 d'eau.
Ext. — 4 décig. à 1 gr. || Teint. vineuse. — 30 à 60 gr. en pot.

Quassia amara. — Quassia simarouba. (*Sima.* — le Bois.)
Inf. ou décoct. — 2 à 4 gr. p. 1000 d'eau || Ext. — 4 décig. à 1 gr.
Teint. vineuse. — 60 à 125 gr. en pot.

Angusture vraie (*Angustura vera.*— Rut.— l'Écorce.)
Poud. — 3 déci. à 5 gr. || Inf.— 5 à 20 gr. p. 1000 d'eau.

Trèfle d'eau (*Trifolium fibrinum.*— Gent.—Feuilles.)
Inf. — 30 à 60 gr. p. 1000 d'eau. || *Ext.— 5 décig. à 4 gr.
*Sirop anti-scorbutique — 30 à 60 gr. pour les enfants.

* **Houblon** (*Humulus Lupulus.* — Urt. — les Cônes.)
Tis. — 10 à 15 gr. p. 1000 d'eau. || Eau dist. (narcot.— inusitée.)

* **Lupuline** (principe actif du houblon.—arom. ton. nar.)
Unie avec le double de son poids de sucre.—5 décig. à 1 gr.
Teint. — 20 à 60 gout. en pot. || Sirop. — 15 à 30 gr. en pot.

* **Gentiane** (*Gentiana lutea.* — Gent. — Racines.)
Racines desséchées — comme dilatantes des plaies et conduits.
*Poud. — 1 à 4 gr. en pil. || Tis. — 10 gr. p. 1000 d'eau.
*Teint. — 2 à 4 gr. en pot. || *Ext. — 1 à 2 gr. en pil.
Vin de Parmentier et sirop — 30 à 125 gr.

* **Petite Centaurée** (*Erythræa cent.*— Gent. — Sommités.)
Inf. —10 à 15 p. 1000 d'eau. || Ext. — 5 déc. à 2 gr. en pil.

Houx (*Ilex aquifolium.* — Rham. — les Feuilles.)
Poud. réc.— 8 gr. dans du vin bl. || Décoc. — 20 gr. p 1000 d'eau.
Vin. — feuilles fraîches écrasées 60 gr. pour 500 de vin blanc.

ASTRINGENTS.

Tannin (*Tannium.* — Type des astringents végétaux.)
En pil. —3 décig. à 1 gr. ||En injec. —2 à 8 gr. p. 500 d'eau.
En pot. —5 déci. p. 125 de véh. || En garg. —2 gr. p. 60 de miel rosat.

Tan (du *Quercus robur.*— Cupu. — l'Écorce.)
Fleurs de tan. — à l'ext. || Décoct.—10 gr. pour 1000 d'eau.

* **Noix de Galles** (du *Quercus infectoria.* — Cupu. — Excroissances formées par la piqûre du *Cynips gallæ tinctoriæ* (Hym.)
Inf. —5 à 10 gr. p. 1000 d'eau. || Poud.—5 décig. à 1 gr. en pil.

* **Ratanhia** (*Krameria triandria.* — Polyg.— Racin.)
Inf. — 10 à 20 gr. p. 1000 d'eau. || *Ext.—2 à 10 gr.
*Sirop de ratanhia. —30 à 60 gr. (bonne préparation.)

* **Cachou** (du *Mimosa Catechu.*—Légum.—Ext. du fruit.)
*Poud. —3 décig. à 4 gr. || Inf. — 10 gr. p. 1000 d'eau bouillante.
*Ext. —1 décig. à 2 gr. || *Teint— 2 à 5 gr. en pot.
Grains. — Ad libitum. || Past. — ad. lib. (6 décig. chacune.)

Gomme-kino (du *Coccoloba uvifera.* — Lég. — Suc concret.)

Poud. — 5 décig. à 4 gr. || Teint. — 15 à 30 gr. en pot.

* **Sang-dragon** (du *Pterocarpus draco.* — Lég. — Résine.)

Poud. — 5 décig. à 2 gr. || Teint. — 15 à 30 gr. en pot.

Tormentille (*Tormentilla erecta.* — Ros. — Racines.)

Poud. — 1 à 4 gr. || Inf. — 10 à 15 gr. p. 1000 d'eau.

* **Bistorte** (*Polygonum bistorta.* — Polyg. — Racines.)

Poud. — 1 à 4 gr. || Inf. — 10 à 15 gr. p. 1000 d'eau.

Feuilles de Ronces (*Rubus fructicosus.* — Ros.)

Inf. — 30 à 60 gr. pour 500 d'eau.

Roses de Provins (*Rosa gallica.* — Ros. — Pétales.)

Tisane — 10 gr. p. 1000 d'eau. || Vin rosat. — En inject. En topiq.
Vinaigre rosat. — p. la toil. || Miel rosat. — 30 à 60 gr.
Conserves de roses — excip. || Sirop de roses roug. — 60 gr.
Vin pour l'hydrocèle — 125 gr. p. 1000 d'eau (Lisfranc.)

* **Conserves de Cynorrhodons.**

A l'int. 10 à 15 gr.

* **Vin aromatique.**

A l'ext. en fomentations. — Ad lib.

* **Sirop de Coings.**

30 à 60 gr. en pot. — en garg.

* **Sirop de Mûres.**

30 à 60 gr. en pot. — en garg.

* **Sulfate d'Alumine et de Potasse** (*Alun.*)

En pil. — 2 décig. à 5 gr. || Pot. gom. — 5 à 10 gr.
Tis. — 4 gr. p. 500 de véh. || Garg. — 4 gr. p. 250 d'eau.

* **Proto-sulfate de Fer** (Vitriol vert. Couperose verte.)

A l'int. — 1 décig. à 2 gr. en pil. || A l'ext. — en dissolution.
Sirop chalibé de Willis — 60 gr. dans une tis. approp.

* **Sous-acétate de Plomb** (Extrait de Saturne.)

Eau de Goulard — à l'ext. || Cérat saturné — à l'ext.

* **Acétate de Plomb neutre.**

En pil. — 5 cent. à 2 décig. (dans les diarrhées colliquatives.)

* **Borate de Soude** (Borax.)

En garg. — 2 à 4 gr. p. 250 gr. d'inf. de feuil. de ronces.

* **Sulfate de Zinc** (Vitriol blanc. Couperose blanche.)

Collyre — 3 à 6 décig. p. 125 d'eau de roses.

*** Acide sulfurique** (Huile de vitriol, Acide vitriolique.)
A l'int. — 20 à 30 gouttes p. 1000 d'eau.
Garg. détersif.—Eau d'orge 125 gr. Miel., rosat 30 gr. Ac. 15 gout.
— Eau de Rabel (acide sulfurique alcoolisé) —doses quatre fois
plus élevées que l'acide.

VOMITIFS.

*** Ipécacuanha** (*Cephœlis Ipecacuanha.* — Rub. —
Racines.)
Émétine brune. (Ext. al. de l'Ip.) —2 décig. en plusieurs fois.
*Poudre. — 1 à 2 gr. en 3 prises. || Ext. — 3 décig. en pil.
*Teint. al. — 15 gr. en 3 doses. || Sirop.—15 gr. p. les enfants.
(30 gr. du sirop conti. 2 décig. d'ext. ou 8 décig. de poudre.)

*** Polygala de Virginie** (*Polygala Senega.* — Polyg.
—Racines.)
Inf. —4 à 8. gr. p. 1000 d'eau en tisane et pour 125 en pot.

*** Violette** (*Viola odorata.* — Cystées. — les Fleurs.)
Inf.—4 gr. p. 500 d'eau. || *Sirop —30 à 60 gr.

*** Tartrate d'Antimoine et de Potasse** (Emétique.)
En lavage — 5 cent. p. 1000 gr. d'eau. || Comme vomi. — 5 cent.
Comme contro-stimulant—3 décig. à 1 gr. en potion.
*Vin antimonié. (Vin émétique. diaph.)—4 à 15 gr.
Emplâtre stibié —6 à 18 décig. sur un empl. de poix de Bour.
Pom. stibiée (Autenrieth.) — En frict. gros comme une noisette.

Oxyde blanc d'Antimoine.
Comme contro-stimulant —4 gr. en potion.

*** Oxy-sulfure d'Antimoine** (Kermès.)
Comme émétique —4 décig. à 1 gr.
Comme expectorant —5 cent. à 1 décig. dans un looch.
Comme contro-stimulant —1 à 2 gr. dans une pot. gommeuse.

PURGATIFS.

*** Huile de Croton tiglium** (tirée des semences. —
Euphor.)
A l'int.—5 cent. à 1 décig. (équivalent de 1 à 2 gouttes).
A l'ext. en frict. —ad lib. avec hnile d'amandes douces.

*** Huile d'Epurges** (tirée des *Euphorbia lathyris.* —
Idem.)
A l'int. —5 décig. à 1 gr. || Tablettes —8 à 10 comme purgatives.

*** Huile de Ricin** (tirée des semences du *Ricinus communis.* — Idem.)
Sur du bouillon —15 à 60 gr.

Mercuriale (*Mercurialis annua.* — Euph. — Toute la plante.)

*Miel de mercuriale — 60 à 125 gr. en lavement.

*** Colchique d'automne** (drastique. Voy. *Diurétiques*, p. 13.)

Cévadille (*Veratrum Sabadilla.* — Colchi. — les Sem.)

A l'ext. — employée contre les parasites de la peau.

Vératrine (Alcaloïde tiré des semences de la Cévadille.)

En pil. — 1 à 2 décig. || En frict. — 2 décig. p. 30 gr. d'axonge.

Delphine (Alcaloïde tiré de la Staphisaigre. — Ren.)

Mêmes propriétés et mêmes doses que la vératrine.

Elaterium (du *Momordica elaterium.* — Cucurbit. — Extrait.)

Elatérine — 5 cent. dans alcool 30 gr. avec acide nitriq. 4 gouttes qu'on administre à la dose de 36 à 40 gout. en pot.

*** Coloquinte** (*Colocyntidis pomum.* — Cucurbit. — Pulpe.)

Poud. — 1 à 8 déci. dans une pot. inerte. || Ext — 1 à 6 déci. en pil. Ext. composé — 3 décig. et plus en pil. || Teint. — 4 à 8 gr. Vin de coloquinte — 30 à 60 gr. en pot.

Bryone (*Bryona dioïca.* — Cucurb. — Racines.)

Inf. — 15 gr. pour 500 d'eau. || Poud. — 1 à 2 gr. en pil.

*** Jalap** (*Convolvulus Jalapa.* — Convol. — Résine.)

Poud. de la racine — 1 à 2 gr. dans du bouillon aux herbes. *Résine en poudre — 3 ou 4 décig. en pil. *Teint. (Eau-de-vie allemande) — 1 à 4 cuil. par jour. Médecine Leroy — 1 à 4 cuillerées par jour.

Turbith (*Convolvulus Turpethum.*) — **Scammonée** (*Convol. Scammonea.*) Convol. — Comme pour le Jalap.

Soldanelle (*Convolvulus Soldanella.* — Convol. — les Racines.)

Poud. — 1 à 5 gr. || La résine — jusqu'à 1 gr.

*** Aloës** (*Aloe soccotorina.* — Lilia. — Résine.)

*Poud. — 1 décig. (tonique) — 3 décig. à 2 gr. (purgatif). *Teint. composée — 10 à 30 gr. comme purg. et tonique. Pil. ante cibum — 1 ou 2 avant le repas. Pil. d'Anderson — 2 à 6 comme purgatif. Pil. de Broutius — id. id. Suppositoires avec le beurre de cacao pour rappeler le flux hémorrhoïdal.

Hellébore noir (*Helleborus niger.* — Renon. — Rac.)

Poud. — 1 gr. en pil. || Inf. — 4 gr. p. 125 d'eau.

*** Séné** (*Senna.* — Légum. cassiées. — Feuilles et Folli-
cules.)
Inf. — 15 gr. p. 500 d'eau. || On ajoute 15 gr. de sulfate de soude
à q. s. d'inf. pour faire un lavement purgatif.

*** Casse** (*Cassia fistula.* — Légum. cassiées. — Pulpe.)
Pulpe — 15 à 60 gr. || Inf. — 60 gr. pour 1000 d'eau.

*** Tamarin** (*Tamarindus indica.* — Lég. cassiées. —
Pulpe.)
Pulpe — 4 à 30 gr. || Inf. — 30 gr. pour 1000 d'eau.

*** Rhubarbe** (*Rheum Palmatum.* — Poly. — Racines.)
Comme tonique — 3 à 6 déci. || Comme purg. — 4 à 15 gr.
Inf. — 15 gr. p. 1000 d'eau. || Teint. — 4 à 8 gr. en pot.
*Sirop de chicorée composé — aux enfants par cuil. à café.

*** Gomme Gutte** (*Cambogium.* — Guttif. — Résine.)
Poud. — 2 à 4 décig. en pil. || Savon — 5 à 20 gr.

Nerprun (*Rhamnus Catharticus.* — Rham. — les Baies.)
*Sirop — 60 gr. et plus. || Ext. — 10 à 15 gr.

*** Sureau** (voy. *Sudorifiques*, page 13.)

Fleurs de Pêcher (du *Persica.* — Rosacées.)
*Sirop — 30 à 60 gr. (très employé chez les enfants).

*** Manne** (du *Fraxinus rotondifolia.* — Jasmin. — Suc.)
Manne en larmes — 30 à 60 gr. dans un véhicule aqueux.
Id.   en sortes. — 60 à 90 gr. en lav. || Mannite — 30 gr.
Marmelade de Tronchin — 30 à 60 gr.

**L'Huile * d'Olives, de * Noix, * d'Amandes douces,
le * Miel, la Mélasse, l'Eau de Pruneaux, le
Beurre frais en lavement,** etc., sont de doux laxa-
tifs très employés dans la médecine des enfants et des
femmes.

*** Proto-chlorure de Mercure** (Voy. *Altérants*, p. 25).

*** Magnésie** (*Magnesia*).
Comme purg. — 5 à 15 gr. || Com. absorbante — 3 décig. à 2 gr.

*** Carbonate de Magnésie** (*Carbonas Mag.*)
Même administration que la magnésie.

**Sulfates de * Soude, de * Magnésie; * Phosphate
de Soude.**
30 à 60 gr. dans du bouillon aux herbes.

*** Eau de Sedlitz artif. — Eau de Pullna artif.**
Excellents purgatifs et très fréquemment employés.

Emétique en lavage.

    5 cent. de tartrate d'antimoine et de potasse dans 1000 gr. de bouillon aux herbes.

Mélange éméto-cathartique.

    15 gr. de sulfate de soude et 5 cent. de tartrate d'antimoine et de potasse dans une tasse de bouillon aux herbes.

* **Tartrate de Potasse et de Soude.**

    30 à 60 gr. dans 125 gr. de véhicule aqueux.

* **Bitartrate de Potasse** (*Bi-tartras Pot.*).

    15 gr. p. 1000 d'eau bien chaude. Mélangé avec un sixième de son poids d'acide borique, il est très soluble — 15 à 30 gr. p. 1000 de véhicule.

ANTHELMINTIQUES.

Mercure (Voy. *Altérants*, page 24.)

    Onguent mer. en poudre — 4 à 5 décig. dans du miel.

    *Calomel — 2 à 5 décig. || Tabl. anthel. — 1 à 4 par jour.

    (Chaque tablette contient 5 cent. de calomel à la vapeur.)

Acide arsénieux. — Arséniate de Soude.

    1 à 5 cent. par jour dans un liquide mucilagineux. Puis un purgatif drastique.

* **Mousse de Corse** (*Fucus helmintocorton*—Algues)

    Décoct.—30 gr. p. 1000 d'eau. || Sirop de Boulay—1 cuil. à bouche.

    Gelée — 1 à 2 cuil. à jeun. || Tablettes—1 à 4 par jour.

* **Fougère mâle** (*Polypodium filix mascula.*—Rac.)

    Teint. éth. de bourgeons — 2 à 8 gr. dans du pain azyme.

    On purge deux heures après avec l'huile de ricin.

* **Semen contra** (*Artemisia judaïca.* —Syn. —Sem.)

    *Poud. — 1 à 4 gr. dans du miel. || Inf. —10 gr. p. 1000 d'eau.

    On édulcore l'infusion avec le sirop de Boulay.

* **Absinthe** (Voy. *Excitants généraux*, page 11.)

    Inf. — 4 à 15 gr. pour 125 d'eau ou de lait.

    Ess.—en frictions sur l'abdomen avec quatre fois son poids d'huile.

* **Espèces anthelmintiques. — Fleurs et feuilles sèches de Tanaisie, d'Absinthe, de Camomille romaine.**

    Aa 30 gr. Mélez —10 à 15 gr. du mélange p. 500 d'eau.

* **Grenadier** (*Punica granatum.* — Myr. — Ecorce fraîche.)

    Décoct. — 60 gr. p. 1000 d'eau (réduire à moitié).

    Poud. de racine—2 gr. en pil. || Ext. al. de racine—10 à 20 gr. dans une potion aromatisée avec suc de citron et eau de menthe.

Huile animale de Dippel (huile empyreumatique.)
En pot. — 5 à 10 gout. — Peu employée.

* **Essence de Térébenthine.**
A l'int. — 15 à 20 gout. — id.

SÉDATIFS ET CONTRO-STIMULANTS.

* **Digitale** (Préparations de) Voy. *Diurétiques*, p. 14.)

* **Antimoine** (Préparations d') Voy. *Vomitifs*, p. 20.)

* **Nitrate de Potasse** (*Nitras Pot.*)
4 à 10 gr. en pot.

* **Sous-nitrate de Bismuth** (*Sub.-Nit. Bis.*)
Pour les adultes — 1 à 4 gr. || Pour les enfants — 1 à 5 décig.
Tablettes — 2 à 10 par jour chez les enf. (cont. chac. 5 cent.)

L'Eau froide et la Glace en applications locales ; **les Bains froids; les Irrigations** continues d'eau froide ; **les Bains d'affusion ; la Glace** et les **Boissons** glacées à l'intérieur.

ALTÉRANTS ou SUBSTITUTIFS internes.

Mercure (*Mercurius. Hydrargyrum.*)
Mer. saccharin (sucre mercuriel.=Mer. 1 partie. Sucre 3 p.)—dans
du sirop, des confitures... Employé chez les enfants.

* **Onguent gris.**
En frict. contre les parasites de la peau.

* **Onguent Mer. double** (Napolitain. — P. e. d'axonge
et de m.)
Gros comme une noisette ou 1 à 10 gr. en frictions.

Cérat Mercuriel.
Empl. dans le pansement des ulcérations syp.

* **Emplâtre Mercuriel.** (*Vigo cum Mer.*)
A l'ext. comme fondant.

* **Oxyde rouge** (Précipité rouge, Précipité perse, *Deu-
toxide.*)

Pommades de Desault, Régent, Grand-Jean, pour
les yeux.

* **Sulfure rouge** (*Bi-sulfure.* — Cinabre. — Vermillon.)
10 à 20 gr. pour un bain de fumigation.

*** Proto-chlorure** (Mercure doux. — Calomélas. — Calomel.)

3 décig. à 1. gr. de calomel à la vapeur dans du miel.

*** Bi-chlorure** (Sublimé corrosif. — Muriate oxygéné.)

Depuis 1 cent. jusqu'à 10 en pil. en allant progressivement.

*** Liqueur de Van-Swiéten.**

15 gr. dans une pot.

(15 gr. ou une cuil. à bouche contiennent 5 mil. de bi-chlo.)

Bains de Sublimé.

15 gr. p. 1 bain (baignoire de bois).

*** Proto-iodure.**

2 à 5 cent. en pil.

*** Bi-iodure.**

1 à 3 mil. en pil.

*** Iode** (*Iodum.*)

Iode, métal. — 1 à 5 mil. en pil. || *Teint. — 5 à 50 gouttes.
(20 gout. de teint. contiennent 5 cent. d'iode).
Sirop — 15 à 125 gr. || Eau iodée (Lugol) — 15 à 125. gr.
*Hydriodate de potasse — 1 à 4 gr. en pot. ou en pil.
*Iodure de plomb — en pom. 4 à 8 gr. p. 30 d'axonge.

Or (*Aurum.*)

Chlorure d'or et de sodium — 1 mil. en frict. sur la langue.

Arsenic (*Arsenicum*).

Acide arsénieux — 2 à 5 mil. en pil. ou en pot.
Pil. arsénicales du Codex — 1 par jour et plus progressiv.
Arséniates de soude, id. de potasse, id. d'ammoniaque.
2 à 5 milli. en pil. dans de la mie de pain.

Huile de Foie de morue. — Id. de Foie de raie.

(Elles agissent par l'iode qu'elles contiennent.)

A l'extérieur en frictions. — Ad libitum.
A l'int. — 5 à 15 gr. dans une pot. aromatique.
Les capsules gélatineuses de Mothes en contiennent 8 décig. chacune. (Excellent moyen d'administration).

RÉVULSIFS. — SUBSTITUTIFS. — ESCHAROTIQUES.

*** Moutarde** (*Sinapis.* Cruciferes). — **Sinapismes.**

On fait les sinapismes avec 125 gr. *de Farine et q. s. d'eau tiède.
(L'eau ne doit pas être bouillante, et il ne faut pas employer le vinaigre.) On les applique à nu sur la partie où l'on veut opérer la révulsion, et on les laisse de 10 minutes à une demi heure ou

trois quarts d'heure au plus. — On fait des cataplasmes sinapisés en saupoudrant de Farine de graine de moutarde les cataplasmes ordinaires ; on fait aussi des manuluves, des pédiluves sinapisés.

Vésicatoires avec les * Cantharides.

On saupoudre de cantharides pulvérisées du levain humecté de vinaigre (Vésicatoire économique) ; ou bien on emploie *l'Emplâtre de cantharides du Codex, la Toile vésicante de Leperdriel, etc. On enlève l'épiderme soulevé par la sérosité, et on entretient la suppuration au moyen des préparations suivantes :

*Pommade épispastique au garou.
*   id.   id.   jaune   (aux cantharides).
*   id.   id.   verte   (id.)   de Grand-Jean.
Taffetas épispastique de Leperdriel.

Vésicatoire ammoniacal.

On l'établit avec la pommade de Gondret mieux qu'avec toute autre préparation.

Cautères.

On établit un cautère en plaçant sur une rondelle de sparadrap, échancrée à son centre, un morceau de *Potasse à la chaux, de Caustique de Vienne, etc. A la chute de l'eschare formée par le caustique, on entretient l'ulcère produit par cette perte de substance au moyen d'un corps arrondi, tels que les pois d'iris, les pois de garou, de guimauve, de charbon, de Leperdriel, par dessus lequel on applique une feuille de lierre, ou un sparadrap très mince, ou, ce qui est préférable, le taffetas rafraîchissant de Leperdriel, maintenu avec un serre-bras du même auteur.

* Pierre à cautère (Potasse caustique à la chaux.)

Elle sert à établir les cautères, à ouvrir les abcès froids, etc. On lui préfère avec raison le caustique formé avec la Poudre de Vienne qui ne coule pas sur la peau et fait une eschare plus circonscrite.

Poudre de Vienne (Potasse pure 5 p. Chaux vive 7 p.)

On délaye cette poudre avec de l'alcool pour en faire une pâte molle qui sert à établir les cautères, à ouvrir les abcès froids, etc. Son action est opérée en moins de 15 à 20 minutes.

Caustique Filhoz (Caustique de Vienne solidifié.)

Mêmes usages que la poudre de Vienne. (Il est délivré gratuitement aux médecins à la pharmacie Leperdriel.)

Poudre escharotique arsénicale. (* Frère Côme. * Rousselot.)

Cinabre porphy. 16 p. — sang-dragon, 16 — arsenic blanc porphy. 8). Au moment de se servir de cette poudre, on en fait

une pâte au moyen d'un peu de salive ou d'eau gommée
Elle est réservée pour les ulcères et les cancers peu étendus.

Pommade caustique ammoniacale (de Gondret.)

Employée dans le traitement de l'amaurose en cautérisation sur
le devant de la tête préalablement rasée.

Pommade stibiée (d'Autenrieth.)

On en frictionne avec gros comme une noisette la partie sur la-
quelle on veut déterminer l'éruption pustuleuse qu'elle fait
naître.

* Nitrate d'Argent fondu (Pierre infernale.)

Caustique journellement employé et qui mérite de l'être. Il est
taillé en crayon et sert à toutes les cautérisations peu étendues.

* Nitrate acide de Mercure.

Employé pour cautériser les dartres rongeantes et les ulcérations
du col de l'utérus. On l'applique sur la partie malade à l'aide
d'un pinceau fait avec des brins de charpie.

* Acides nitrique, * sulfurique, * chlorhydrique.

Employés comme rubéfiants à l'état de pureté ou légèrement
étendus d'eau.

Moxa.

Cylindre de coton cardé, de moelle de sureau, etc. imbibé d'une
solution de chlorate de potasse, et qu'on fait brûler lentement et
uniformément sur la partie de la peau où l'on veut opérer une
révulsion.

Cautère actuel.

Calorique accumulé sur un bouton métallique dont la forme peut
varier à l'infini. Les cautères actuels doivent être à une tempé-
rature extrêmement élevée pour agir aussi promptement que
possible et causer une moindre douleur.

Marteau de Mayor.

On le fait chauffer dans l'eau bouillante et on l'applique sur la
peau où il fait naître promptement des phlyctènes. C'est un puis-
sant moyen de révulsion dans les maladies de la moëlle épinière
et celles de la colonne vertébrale en particulier.

Séton.

Pour établir un séton, on fait à la peau un pli qu'on traverse à sa
base et de part en part au moyen d'un bistouri étroit ou d'une
aiguille à séton. Une mèche ou un linge effilé est introduite dans
l'ouverture faite par l'instrument. On panse les sétons en grais-
sant la mèche ou le linge effilé avec du beurre, de *l'Onguent
basilicum, ou une *Pommade épispastique faible.

Typographie de Félix LOCQUIN, rue N.-D. des Victoires.

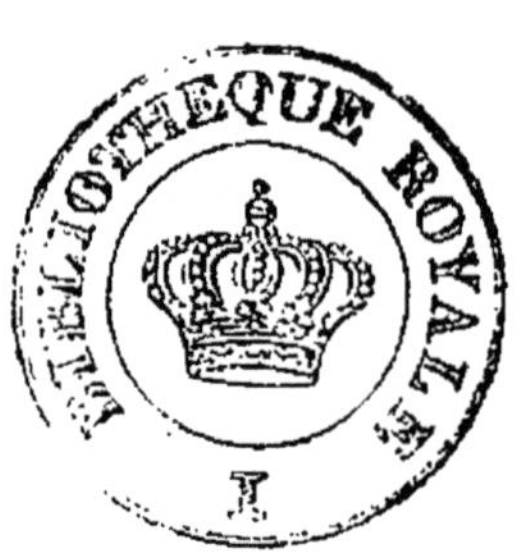

9 782329 181967